BEI GRIN MACHT SICH IHR WISSEN BEZAHLT

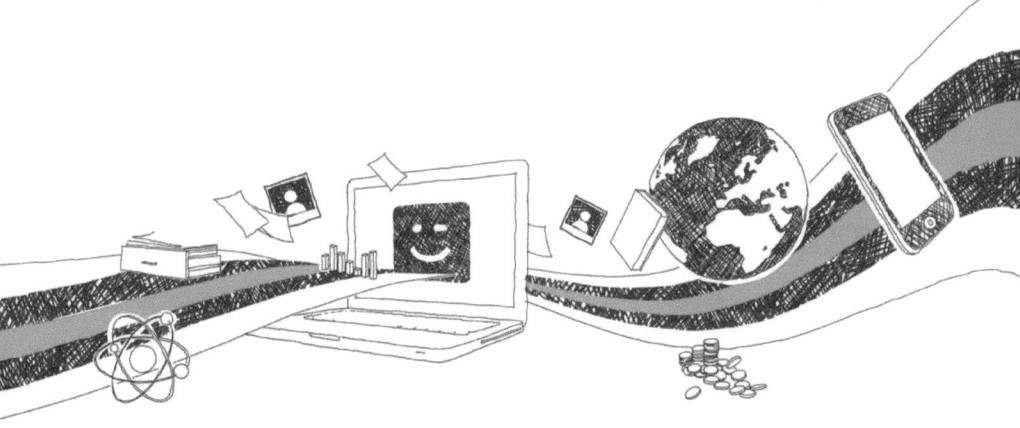
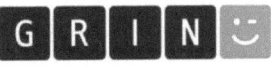

Bibliografische Information der Deutschen Nationalbibliothek:

Die Deutsche Bibliothek verzeichnet diese Publikation in der Deutschen National-
bibliografie; detaillierte bibliografische Daten sind im Internet über http://dnb.d-
nb.de/ abrufbar.

Impressum:

Copyright © 2014 GRIN Verlag, Open Publishing GmbH
Druck und Bindung: Books on Demand GmbH, Norderstedt Germany
ISBN: 978-3-668-06291-7

Dieses Buch bei GRIN:

http://www.grin.com/de/e-book/308171/das-gesundheitssystem-schafft-sich-ab-der-
streik-an-der-berliner-charite

Katharina Kuklovsky

Das Gesundheitssystem schafft sich ab. Der Streik an der Berliner Charité

GRIN Verlag

Abstract

Der Streik an der Berliner Charité im Jahr 2011 war ein Testlauf für die Methode des Betten- und Stationsschließungsstreikes. Da im Jahr 2013 ebenfalls gestreikt und im selben Jahr ein Tarifvertrag verhandelt wurde, stellt sich die Frage, welche kurz- und langfristigen Folgen der Streik im Jahr 2011 an der Berliner Charité aus Ver.di Sicht sowie aus Sicht der Mitarbeiter der Charité hatte und wie der Streik in 2011 den folgenden Streik in 2013 beeinflusste.

Mithilfe von Literaturrecherche wird der Stand der Forschung ermittelt sowie die allgemeine Meinung über den Streik in Berlin. Des Weiteren dient die Literaturrecherche der Erschließung von relevantem Basismaterial für die Beantwortung der Fragestellungen.

Eine Forderung der Streikenden war die Anhebung des Gehaltes auf Tarifniveau. Als Folge des Streikes in 2011 wurde das Gehalt bis zum Jahr 2013 um 12 Prozent erhöht. Die zweite Forderung, die Verbesserung der Arbeitsplatzqualität, wurde indirket erfüllt. Die Arbeitsplatzverbesserungen wurden im Manteltarif verankert. Abschließen schaffte der Streik in 2011 das Selbstbewusstsein für Streik in 2013 bezüglich der Mindestbesetzung. Als Nachteil dieses Streikes gelten die lange Laufzeit des Tarifvertrages sowie Stellenabbau aufgrund von Gehaltserhöungen.

Inhaltsverzeichnis

1.   Einleitung

Diese Arbeit setzt sich mit dem Thema des Betten- und Stationsschließungsstreikes an der Berliner Charité im Jahr 2011 auseinander. Der Schwerpunkt liegt dabei auf den Folgen des Streikes aus Sicht von Ver.di und des Pflegepersonals der Charité. Das Thema ist sehr aktuell, da im Jahr 2013 erneut an der Charité gestreikt und im selben Jahr ein Tarifvertrag abgeschlossen wurde. Der Streik in 2013 gilt als Folge des Streikes in 2011. Deswegen ist es interessant, diesen zu analysieren. Seine drei Ziele waren die Aufstockung des Gehaltes für Pflegekräfte, die Anhebung der Mitarbeiterzahlen und die Verbesserung der Arbeitsbedingungen. Um diese Forderungen durchzusetzen, verwendete Ver.di erstmals die Streikform der Betten- und Stationsschließung. Der Streik im Jahr 2011 dauerte 5 Tage und verursachte einen Millionenschaden für die Charité (vgl. sozialistische Alternative 2012). Aufgrund des besonderen Milieus[2] rückt die Frage, welche Folgen der Streik im Jahr 2011 an der Berliner Charité hatte, in den Diskussionsmittelpunkt.

Die Ausarbeitung wurde in zwei Teile untergliedert. Im ersten Teil der Arbeit führe ich in die Terminologie des Jenaer Machtressourcenansatzes 2.0 ein. Ich stütze mich vor allem auf die Literatur des Arbeitskreises Strategic Unionism. Diese Arbeitsgruppe erstellte die Theorie des Jenaer Machtressourcenansatzes 2.0, welcher es möglich macht, auf Machtressourcen basierende Analysen von Streiks zu erstellen. Es werden die Begriffe der strukturellen, der organisatorischen und der gesellschaftlichen Macht erklärt. Darauf aufbauend wird im zweiten Teil der Arbeit der Streik an der Berliner Charité erläutert und das Feld des Gesundheitssystems genauer analysiert. Anschließend wird der Jenaer Machtressourcenansatz am Streik in Berlin im Jahr 2011 angewendet.

In dieser Arbeit wird analysiert, welche kurzfristigen und langfristigen Folgen der Streik im Jahr 2011 an der Berliner Charité aus Sicht von Ver.di und dem

---

[2] Das medizinische Milieu hat andere Arbeitsansprüche an die Mitarbeiter als das industrielle Milieu.

Pflegepersonal der Charité hatte. Mit Hilfe von literarischen Quellen und Unterlagen der Ver.di Arbeitsgruppe „Charité" soll in dieser Arbeit gezeigt werden, wie stark der Streik im Jahr 2011 den Streik im Jahr 2013 und den darauffolgenden Tarifvertrag beeinflusste, und welche generellen Folgen und Erkenntnisse aus dem ersten Streik zu verzeichnen sind. Abschließend werden die gewonnenen Erkenntnisse in einem Kapitel zusammengefasst.

2. Jenaer Machtressourcenansatz 2.0

Dieser Abschnitt leitet in die Terminologie des Jenaer Machtressourcenansatzes ein und erklärt seine wichtigsten Komponenten, welche im anschließenden Methodenteil zur Beurteilung des Streikes an der Berliner Charité verwendet werden.

2.1. Machtressourcenanalyse

Der Jenaer Machtressourcenansatz geht davon aus, dass bei jeder Gewerkschaftsarbeit unterschiedliche Ressourcen wirken und diese verschiedene Ressourcenmächte[3] hervorrufen. Die strukturelle, die organisatorische, die institutionelle[4] und die gesellschaftliche Macht stehen in ihrem Umfang und ihrer Ausprägung in einem direkten Zusammenhang, so dass sie sich ergänzen. Alle Mächte sind in Laufe einer Gewerkschaftsgeschichte unterschiedlich stark ausprägt (vgl. AK Strategic Unionism 2013: 346). „Machtressourcenbasierte Analysen gehen davon aus, dass die Inhalte der Politik durch die wirtschaftliche und politische Machtverteilung zwischen gesellschaftlichen Gruppen oder Klassen mit gegensätzlichen Interessen geprägt werden" (Hoffmann; Reiter 2013:108).

---

[3] Unter Macht wird die Kapazität von Arbeitnehmer/innen, ihre eigenen Interessen durchzusetzen, verstanden (Hoffmann; Reiter. 2013: 109).
[4] Aufgrund der Fragestellung wird die institutionelle Macht nicht berücksichtigt.

2.1.1. Strukturelle Macht

Strukturelle Macht analysiert die Stellung von Arbeitnehmer/innen im ökonomischen System (vgl. Silver 2005: 30ff nach AK Strategic Unionism 2013 zitiert: 347). *„Sie ist eine primäre Machtressource und steht Arbeiter/innen auch ohne eine kollektive Interessenvertretung oder die Basisinstitutionen der industriellen Beziehungen zur Verfügung"* (AK Strategic Unionism 2013: 347). Das Werkzeug dieser Machtressource ist die Störung, welche spontan, verdeckt oder subtil wirkt (vgl. ebd.: 352). Störungen versuchen die Kapitalverwertung[5] zu unterbrechen oder einzuschränken (vgl. ebd.: 347). Eben diese Störungen können auf unterschiedlichen Ebenen wirken (vgl. ebd.: 352). Auf der betrieblichen Ebene schadet die strukturelle Macht mit Arbeitsplatzwechsel. Dadurch entstehen für die Arbeitgeber/innen Ausbildungs- und Einarbeitungskosten. Auch für den/die Arbeitnehmer/in ist der Arbeitsplatzwechsel schwierig, da dies eine weitreichende Entscheidung[6] ist. Auf der betrieblichen und überbetrieblichen Ebene[7] finden ökonomische Streiks ihre Anwendung. Mehrere Personen oder ganze Berufsgruppen legen ihre Arbeit nieder und stören so erheblich die Wertschöpfungskette. Auf der betrieblichen und gesellschaftlichen Ebene[7] wirken politische Streiks. Diese haben zum Beispiel Debatten in Politik und Öffentlichkeit sowie Gesetzesentwürfe zur Folge. Die strukturelle Macht wird in Produktions-[8] und Marktmacht unterkategorisiert. Beide Machtressourcen werden von der Stockung und der Umwälzung der Kapitalakkumulation beeinflusst. Daher sind sie immer fließend, also nicht beständig (vgl. ebd.: 350). Ich verwende im Analyseteil eine Unterkategorie der Produktionsmacht.

---

[5] Unter **Kapitalverwertung** wird die Vermehrung des eingesetzten Kapitalwertes durch dessen Mehrwert verstanden. Diese Kapitalverwertung findet im Produktionsprozess des Kapitals statt (vgl. Wirtschaftslexikon).
[6] Der Arbeitsplatzwechsel kann z.B. einen Umzug, Verlust der sozialen Kontakte sowie berufliche Einschränkungen zur Folge haben.
[7] Die Übergänge der beiden Ebenen sind fließend.
[8] Diese Ressource wird nicht weiter ausgeführt, da sie im Streik der Charité keine Anwendung fand.

Der Begriff der **Produktionsmacht** bezieht sich direkt auf Produktionsprozesse jeglicher Art. Diese Macht entwickelt ihre Wirkung aufgrund der Position, welche Arbeitnehmer/innen in Produktionsprozessen innehaben (vgl. Hoffmann; Reiter 2013: 109 f.). Mitarbeiter/innen können zum Beispiel streiken, bummeln oder Dienst nach Vorschrift tätigen. Auch die Unterform der strukturellen Macht ist nicht auf spezielle Mitarbeiter/innen oder Betriebe beschränkt. In der internationalen Ökonomie einer globalisierten Welt sind mehrere neuralgische Punkte[9] für Störungen empfindlich (vgl. Hoffmann; Reiter 2013: 110). Die Produktionsmacht kann ebenfalls in weitere Subformen eingeordnet werden. Diese Subformen wirken sich indirekt auf die Produktionsprozesse und direkt auf die strategische Stellung einzelner sozialer Gruppen aus (vgl. Hoffmann; Reiter 2013:109f.).

Zirkulations-[10] **und Reproduktionsmacht** kreuzen sich und haben fließende Übergänge. Eine Subform der Produktionsmacht ist die **Reproduktionsmacht,** welche darauf basiert, dass *„die Beschäftigten keine vereinzelten Lohnarbeiter/innen, sondern meist in Haushalten mit mehreren Personen eingebunden sind, in denen die Ware Arbeitskraft reproduziert wird"* (Wallerstein 2012: 249 nach AK Strategic Unionism 2013 zitiert: 348). Diese Macht umfasst eine andere Arbeit als die industrielle Arbeit[11], da in der **Reproduktionsmacht** kein Produkt hergestellt, sondern an und mit Menschen gearbeitet wird. Diese Arbeit[12] wird zum Teil als Lohnarbeit erledigt. So fällt die Arbeit in der Pflege, in Haushalten oder in Kantinen darunter (vgl. AK Strategic Unionism 2013: 348). Sobald diese Akteure in den Streik eintreten, sind nicht nur die Arbeitgeber/innen, sondern auch deren Kunden und das nähere Umfeld der Streikenden betroffen (vgl. ebd.: 349).

---

[9] An diesen Punkten, so z.B. an Flughäfen, können Volkswirtschaften empfindlich gestört werden.
[10] **Zirkulationsmacht** wirkt an der Stelle, an der die Ware den Produktionsprozess verlässt und über die Transportwege oder Verteilungskanäle an Produzenten oder Konsumenten transportiert wird. Die Zirkulationsmacht findet keine Anwendung in meiner Analyse des Streikes der Charité, da es um produzierte Güter geht. Damit wird sie auch in diesem Kapitel außer Acht gelassen.
[11] Ich meine mit industrieller Arbeit z.B. Fließbandarbeit. Es wird ein Produkt hergestellt.
[12] In dieser Arbeit wird die Ware Arbeitskraft reproduziert (vgl. ebd.: 348)

Eine weitere Unterart der strukturellen Macht ist die **Marktmacht**. Die Unternehmer/innen sind auf eine ausreichende Arbeitnehmeranzahl angewiesen, wenn sie nicht hohe Verluste riskieren wollen. Daher ist diese Macht von der Struktur des Arbeitsmarktes, also von der Kategorisierung von Arbeitskräften und solchen, die nicht darunter fallen, abhängig (vgl. ebd.: 349f.).

Marktmacht ist nur indirekt spürbar und kann unterschiedliche Formen annehmen. Darunter fällt auch der

> *„Besitz seltener Qualifikationen, die von Arbeitgebern nachgefragt werden, geringe Arbeitslosigkeit und die Fähigkeit von Arbeitern und Arbeiterinnen, sich vollständig vom Arbeitsmarkt zurückzuziehen und von den anderen Einkommensquellen als der Lohnarbeit zu leben"* (Beverly J. Silver 2005: 30ff. nach Hoffmann; Reiter 2013 zitiert: 110).

Die Position und die daraus folgende Macht von Arbeitnehmer/innen im Markt werden von unterschiedlichen Variablen beeinflusst. Dazu zählen unter anderem der Stand der Technik, die globale Organisation von Produktion, die politische Reglementierung von Arbeitsmärkten, die Konsumption und die Distribution (vgl. Hoffmann; Reiter 2013: 110). Bei positiver Konjunktur oder bei unattraktiven Berufen kann z.B. Arbeitskräftemangel auftreten. In dieser Situation sind die Verhandlungsbedingungen sehr günstig. Dadurch wächst die Marktmacht der Arbeitnehmer/innen (vgl. AK Strategic Unionism 2013: 351). In Krisenzeiten ist die Marktmacht schwach ausgeprägt, da die Belegschaft eines Unternehmens negativ unter Druck geraten könnte.

2.1.2. Organisatorische Macht

Organisatorische Macht, auch „association power" genannt, findet im Zusammenschluss von Arbeitnehmer/innen zu Gewerkschaften oder anderen Organisationen ihre Anwendung. Es werden aber auch Bündnisse mit weiteren gesellschaftlichen Gruppen eingegangen, um Probleme zu lösen oder Interessen durchzusetzen. Organisatorische Macht hat ihren Ursprung in der Kollektivität aller Gewerkschaftsmitglieder. Diese

> *„bildet sich über enge soziale Netzwerke, gemeinsame Alltagserfahrungen, emotionale Bindung, kulturelle Einbettung und ideologische Linien heraus, die für Zusammenhalt und Solidarität zwischen den Gewerkschaftsmitgliedern sorgen."* (ebd.: 355)

Diese Kollektivität wächst nicht automatisch, sobald eine Gewerkschaft gegründet wird. Sie braucht eine regelmäßige Aktualisierung durch das „Organisationshandeln" (vgl. ebd.: 354 f.) Darauf aufbauend ist es möglich, in Phasen mit wenigen Konflikten den Druck auf die Arbeitgeber/innen aufrecht zu halten. Des Weiteren kompensiert organisatorische Macht schwache oder fehlende strukturelle Macht, ohne diese vollständig ersetzen zu können (vgl. AK Strategic Unionism 2013: 352). Organisatorische Macht wirkt auf unterschiedlichen Ebenen (vgl. ebd.). Auf der betrieblichen Ebene werden Betriebsgruppen, -räte und Vertrauensleute eingesetzt. Im Rahmen der überbetrieblichen Ebene werden Gewerkschaften gebildet. Auf der gesellschaftlichen Ebene entstehen Arbeiterparteien. Die Anwendung dieser Macht ist ein langwieriger Organisationsprozess und kann zur Folge haben, dass sich strategiefähige kollektive Akteure herausbilden. Eine Messgröße für die Stärke und Durchsetzungskraft der Organisation ist deren Mitgliederzahl (vgl. ebd.: 353).

> „So sagt der Ordnungsgrad als solcher nichts über die Intensität der Bindung der Mitglieder an die Organisation; da Mitgliedschaften eine rein formale Kategorie ist, ist es sogar möglich, dass Personen, denen die Organisationsziele weit mehr bedeuten als der Mehrheit der Mitglieder, der Organisation nicht angehören, etwa wenn sie wegen ‚Übereifers' ausgeschlossen worden sind. In anderen Worten: Der Organisationsgrad misst ausschließlich die Fähigkeit einer Organisation zur Beschaffung formalisierter Unterstützungsverpflichtungen und bildet insofern eine Variable für sich" (Streeck 1979: 72 nach AK Strategic Unionism 2013 zit.: 353).

Je höher der Organisationsgrad eine Betriebsgruppe vorzuweisen hat, desto wahrscheinlicher ist es, dass sie die Interessen der Arbeitnehmer/innen in Konflikten durchsetzen kann. Eine hohe Anzahl von Mitgliedern ermöglicht es, einen großen Streik zu organisieren. Dieser verstärkt den Druck auf die Arbeitgeber/innen und findet mediale Aufmerksamkeit. Um diese Interessen durchzusetzen, benötigt die organisatorische Macht Infrastrukturressourcen[13],

---

[13] Die **Infrastrukturressource** beinhaltet, dass Gewerkschaften für die Arbeit materielle und personelle Ressourcen benötigen (vgl. ebd.:353f.). Unter **materiellen Ressourcen** wird das Vermögen der Gesellschaft verstanden (vgl. ebd.). **Personelle Ressourcen sind** hauptamtliche Mitglieder, diese werden freigestellt in speziellen Bereichen. Außerdem zählt technisches Fachpersonal dazu (vgl. ebd.). Des Weiteren werden wissenschaftliche Forschungseinrichtungen benötigt.

Organisationseffizienz[14] sowie Mitgliederpartizipation. Diese drei Variablen sind für eine dauerhafte Aktionsfähigkeit ausschlaggebend. Krisen in Gewerkschaften schwächen die organisatorische Macht, weil sie Mitgliederverluste und sinkende Einnahmen aufgrund von Arbeitslosigkeit und schwindenden Infrastrukturressourcen zur Folge haben (vgl. AK Strategic Unionism 2013: 355f.).

2.1.3. Gesellschaftliche Macht

Die gesellschaftliche Macht definiert die Handlungsspielräume von Gewerkschaften, welche aus Kooperationen mit anderen Gruppen, Organisationen sowie der Gesellschaft entspringen. Diese Macht ist nicht auf die Bereiche der eigenen Organisation beschränkt. Gesellschaftliche Macht baut auf dem Gerechtigkeitsempfinden in der Gesellschaft auf. Dieser Umstand tritt ein, *„wenn das verletzte Gerechtigkeitsempfinden der Belegschaft mit gesellschaftlich breit geteilten Realitätswahrnehmungen und –bewertungen zusammentrifft"* (Haug 2009: 890 nach AK Strategic Unionism 2013 zit.: 361) Die gesellschaftliche Macht entwickelt öffentlichen Druck, indem *„die Gerechtigkeitsnormen und moralischen Legitimitätsvorstellungen der Bevölkerung, von Staat oder Unternehmen unterlaufen werden"* (AK Strategic Unionism 2013: 361). Das Werkzeug dieser Macht ist die Interaktion mit anderen gesellschaftlichen Akteuren. Weil Kooperations- und Diskursmacht die Grenzen zwischen den Ebenen überschreiten (vgl. ebd.: 352), wird dieses Werkzeug auf allen Ebenen angewandt. Auch wenn die anderen Machtressourcen schwach ausgeprägt sind, ist das gesellschaftlich-motivierte Handeln von zentraler Bedeutung (vgl. ebd.: 359). Das Ziel aller Mächte ist es, innerhalb der herrschenden Kräftekonstellation die Interessen der Arbeitnehmer/innen durchzusetzen (vgl. ebd.:359ff.). Daher ist dies auch das Ziel der gesellschaftlichen Macht. Um diese Ziele durchzusetzen, kann die eigene

---

[14] Unter **Organisationseffizienz** wird verstanden, dass Infrastrukturressourcen wirkungsvoll eingesetzt werden, um streikfähig zu sein und somit politische Auseinandersetzungen führen zu können. Die Mitgliederpartizipation beinhaltet, dass Repräsentationsdefizite zwischen hauptamtlichen und normalen Mitgliedern abgebaut werden. (vgl. ebd.:354f.).

organisatorische Macht durch Zusammenarbeit mit anderen Organisationen verstärkt werden, indem auf die Ressourcen der anderen zurückgegriffen wird.

Gesellschaftliche Macht wird in Kooperationsmacht und Diskursmacht untergliedert. Diese Subformen sind bei der Anwendung eng miteinander verzahnt und verstärken sich gegenseitig. Beide unterkategorisierten Mächte sind über längere Zeiträume hinweg gewachsen und verfolgen gemeinsame Ziele.

Unter **Kooperationsmacht** wird die Möglichkeit gefasst, über Netzwerke Akteure zu mobilisieren, um gemeinsame Ziele und Kampagnen zu verfolgen (vgl. AK Strategic Unionism 2013: 360). Meist wird ein „bridge builder"[15] benötigt. Das Werkzeug der öffentlichen Debatte wird vor Ort, also betrieblich, angewendet. Diese Debatten dienen dazu, die Meinungsführerschaft von Gewerkschaften im Bezug auf relevante Themen zu übernehmen.

> *„Durch Proteste, Initiativen gerät politische System unter Druck zum Ausdruck, erfolgreich in öffentlichen Debatten bzw. historisch gegebenen hegemoniale Grundstrukturen von Öffentlichkeit intervenieren zu können (Urban 2010:444)] und so die Meinungsführerschaft zu gewerkschaftlichen relevanten Themen übernehmen sowie gesellschaftliche Anerkennung erzeugen zu können" (AK Strategic Unionism 2013: 361).*

In betrieblichen Kämpfen wird auf dieses Werkzeug zurückgegriffen und so der von der Gewerkschaft gewünschte Widerstand verbreitet.

Die zweite Unterkategorie der gesellschaftlichen Macht ist die **Diskursmacht**. Diese baut auf schon bestehenden gesellschaftlichen Anliegen auf. Im Zuge dessen, wird die Methode der „Moral economy"[16] verwendet. Die Diskursmacht kann ebenfalls in zwei Ressourcen aufgeschlüsselt werden. Die **narrativen Ressourcen** *„bezieh[en] sich meist auf Kämpfe und feste Normen, die in das gesellschaftliche Bewusstsein eingeschrieben sind und am erfolgreichsten als*

---

[15] Diese Personen können Politiker oder Prominente sein, welche im gewerkschaftlichen und nicht gewerkschaftlichen Kontext verankert sind (vgl. Hoffmann; Reiter 2013: 111f.). Sie unterstützen die jeweilige Gruppierung in Interaktionen, welche auch über eine punktuelle Kooperation hinausgehen (vgl. ebd.).

[16] **Moral economy** besagt, dass Gesellschaftsnormen und die bestehende moralische Legitimation der Bevölkerung von Staat und Unternehmen unterwandert wird, um öffentlichen Druck aufzubauen (vgl. Hoffmann; Reiter. 2013: 111f.).

,motivierender sozialer Mythos'" (AK Strategic Unionism 2013: 362) verbreitet werden können. Damit die narrativen Ressourcen angewendet werden können, muss die Problemlösungskompetenz als zweite Ressource der Diskursmacht vorhanden sein. Diese zwei Ressourcen ergänzen sich im Wechselspiel und verleihen der Organisation Glaubwürdigkeit. Diese **Problemlösungskompetenz** versucht, mithilfe von Charisma das Vertrauen der Gesellschaft zu erkämpfen (Hoffmann; Reiter 2013: 111f.). Die Organisation muss ein glaubwürdiges Interpretationsmuster und unterschiedliche Lösungen für gesellschaftliche Probleme anbieten, um diese in der Öffentlichkeit präsentieren zu können (vgl. AK Strategic Unionism 2013: 359).

Zwischenergebnis:

Mithilfe des Jenaer Machtressourcenansatzes kann gewerkschaftliche Arbeit analysiert werden. Da sich diese Arbeit mit dem Streik an der Charité auseinandersetzt, wird im folgenden Abschnitt die strukturelle, die organisatorische und die gesellschaftliche Macht angewendet. Das Hauptziel aller drei Mächte ist es, innerhalb einer herrschenden Struktur die Interessen von Arbeitnehmer/innen durchzusetzen (vgl. AK Strategic Unionism 2013: 359ff.).

Die strukturelle Macht wirkt durch Streiks. Diese Ressourcenmacht lässt sich unterteilen in Produktionsmacht und Marktmacht. In den folgenden Kapiteln wird eine Unterkategorie der Produktionsmacht, nämlich die Reproduktionsmacht, verwendet, da das Pflegepersonal an der Charité streikte. Mithilfe der Marktmacht kann die Stellung des Personals auf dem Arbeitsmarkt berücksichtigt werden. Die Ressourcenmacht der organisatorischen Macht wirkt durch Betriebsgruppen, -räte und Vertrauensleute. Sie gewinnt ihre Stärke durch die Anzahl und die Kollektivität der Mitglieder. In den folgenden Kapiteln werden die Infrastrukturressource und deren Unterkategorien der materiellen und personellen Ressourcen angewandt. Gesellschaftliche Macht wirkt durch die Kooperationen mit anderen Gruppen, Organisationen sowie der Gesellschaft. Ihr Mittel ist die Interaktion mit anderen gesellschaftlichen Akteuren. In dieser Arbeit wird die Unterkategorie der Kooperationsmacht angewendet. Sie versucht über ein Netzwerk Akteure zu mobilisieren. Eine weitere Unterkategorie ist die Diskursmacht. Diese greift schon bestehende gesellschaftlichen Anliegen auf und verwendet sie für ihre Zwecke. Diese Unterkategorie wird weiter unterteilt in narrative Ressourcen und die Problemlösungskompetenz. Die narrativen Ressourcen stützen sich auf festen Normen, welche sich im Bewusstsein der Gesellschaft wiederfinden. Gleichzeitig schafft die Problemlösungskompetenz unterschiedliche Lösungsansätze, womit Kooperationsbereitschaft und Initiative demonstriert wird.

3. Streik an der Charité im Jahr 2011

In diesem Kapitel werden das deutsche Gesundheitssystem sowie die Streiks an der Berliner Charité analysiert. Außerdem werden die Folgen des Streikes verdeutlicht.

3.1. Das Gesundheitssystem

Die Gesundheitswirtschaft ist einer der größten wirtschaftliche Sektoren in Deutschland. Diese Arbeit legt den Fokus auf die Krankenhäuser. Es gibt drei Arten von Krankenhäusern: öffentliche, freigemeinnützige und private. Diese werden aufgrund ihrer Kostenträger gruppiert. Alle Krankenhäuser werden auf zwei Arten für die Behandlungen der Patienten bezahlt. Dadurch wird das Gesundheitssystem beeinflusst.

Auf der einen Seite zahlen die Krankenkassen einen Betrag für die Behandlung der Patienten. Dieser Betrag variiert je nach Krankheit und deren Behandlung. Er wird nach dem Fallpauschalensystem, auch DRG genannt, errechnet und ist für alle Krankenhaustypen gleich. Er wird an die Diagnose angeknüpft und ist unabhängig von den real entstehenden Kosten durch den Patienten. Mit diesem Geld sollen die Betriebskosten der Krankenhäuser gedeckt werden. Das im Jahr 2002 begonnene System soll den unternehmerischen Spielraum der Krankenhäuser vergrößern und den Konkurrenzdruck im Gesundheitssystem erhöhen. Auf der anderen Seite investieren Bund und Länder eine bestimmte Summe, welche nach einem festgelegten Krankenhausplan errechnet wird, in öffentliche Krankenhäuser. Da viele Bundesländer diesen Verpflichtungen aber nicht nachkommen, versuchen die Krankenhausleitungen stattdessen, die Personal- und Betriebskosten zu verringen und die Investitionen somit einzusparen. Die Investitionslücke der öffentlichen Krankenhäuser wird auf 50 Milliarden Euro pro Jahr geschätzt. Viele private Krankenhausanbieter nutzen dieses Defizit aus (vgl. Ver.di). Die Anzahl der Betten in privaten Krankenhäusern hat sich seit 2002 verdoppelt (Siehe Diagramm 1; vgl. ebd.), während die Zahl der Betten in öffentlichen Krankenhäusern im selben Zeitraum um 54.000 gesunken ist (vgl. ver.di; vgl. Arbeit- Zukunft 2013). Private Krankenhäuser befinden sich in einer besseren wirtschaftliche Situation und müssen nicht jeden Patienten behandeln. Sie suchen sich die gewinnträchtigen Behandlungen aus.

Diese Entwicklung hat zur Folge, dass die privaten Krankenhäuser den Betrag nach der DRG von den Krankenkassen erhalten, aber vergleichsweise weniger für die Behandlung der Patienten ausgeben müssen (vgl. Arbeit- Zukunft 2013). Die Gewinne werden an die Krankenhauskonzerne ausgeschüttet. Öffentliche Krankenhäuser müssen im Gegensatz dazu jeden Patienten behandeln (vgl. ebd.). Daher sind sie im Wettbewerb strukturell benachteiligt. Aus dieser Konkurrenzsituation heraus wettstreiten alle Krankenhäuser darum, die kostengünstigsten Therapien durchzuführen. Sie sparen vor allem bei der Verweildauer der Patienten und bei den Personalausgaben. Patienten werden zu früh entlassen und sollen sich Zuhause kurieren, obwohl genau das der Grund für einen erneuten Krankenhausaufenthalt sein kann. Der Patient wird als neuer Fall deklariert und daher erhält das Krankenhaus auch eine neue Prämie (vgl. Wolf 2013). Aufgrund der Sparmaßnahmen bei den Personalausgaben wiederum bleibt zum einen weniger Zeit für die Behandlung von Patienten (Arbeit- Zukunft 2013), zum anderen übernehmen zunehmend Leiharbeits-Pflegekräfte die Arbeit wegrationalisierter Vollzeitkräfte. Langfristig gesehen wird die Anzahl des Personals zu gering für die Anzahl der Patienten sein.

Diagramm 1: Fallzahl und Personal (ohne Ärzt/-innen) im Krankenhaus 2000 - 2010

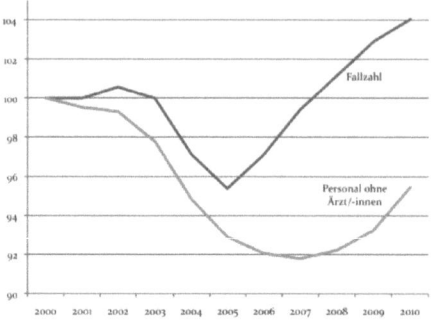

(Quelle: ver.di)

Im Zeitraum von 1995 bis 2006 wurden mehr als 87.000 Stellen in allen Krankenhäusern abgebaut, wovon mehr als 50.000 Stellen im Pflegedienst angesiedelt waren. Im gleichen Zeitraum stieg die Patientenfallzahl um 25 Prozent an (vgl. Ver.di.; vgl. Wolf 2013). Dies stellt eine Mehrbelastung für das Personal dar. Außerdem stiegen die Investitionen[17] in medizinisch-technische Ausstattung und Arzneimittel stetig an. Die Einsparungen erbringen den Häusern Gewinne. Da die Anzahl der Patienten steigt, wurden aufgrund von öffentlichen und politischen Druck bis 2011 ca. 10.000 neue Pfleger/innen eingestellt. So zum Beispiel arbeiteten im Jahr 2011 über eine Million Menschen in den 2.041 Krankenhäusern Deutschlands (vgl. Wolf 2013: 58; vgl. Deutsche Krankenhaus Gesellschaft 2012; vgl. Statistisches Bundesamt 2012).

Eckdaten der Krankenhausstatistik 2010/ 2011				
	2011	2010	+/- %	+/- abs.
Krankenhäuser insgesamt	**2.041**	**2.064**	**-1,1**	**-23**
öffentliche Krankenhäuser	623	630	-1,1	-7
freigemeinnützige Krankenhäuser	741	755	-1,9	-14
private Krankenhäuser	677	679	+0,3	-2
aufgestellte Betten insgesamt	**501.593**	**502.749**	**-0,2**	**-1.156**
öffentliche Krankenhäuser	243.954	244.254	-0,1	-300
freigemeinnützige Krankenhäuser	171.598	173.457	-1,1	-1.859
private Krankenhäuser	86.041	85.038	+1,2	+1.003
Patienten (Fallzahl) insgesamt	**18.321.073**	**18.032.903**	**+1,6**	**+288.170**

---

[17] Diese Investitionen werden vor allem in moderne Apparatschaften investiert, welche von wenigen hoch qualifizierten Personen bedient werden können. Die Maschinen erledigen die Arbeit der Pflegekräfte und somit kann Personal eingespart werden (vgl. Welt 2012).

öffentliche Krankenhäuser	9.098.882	8.969.730	+1,4	+129.192
freigemeinnützige Krankenhäuser	6.283.256	6.200.550	+1,3	+82.706
private Krankenhäuser	2.938.935	2.862.624	+2,7	+76.311
durchschnittliche Verweildauer in Tagen	7,7	7,9	-1,8	-0,2
öffentliche Krankenhäuser	7,7	7,8	-1,8	-0,1
freigemeinnützige Krankenhäuser	7,5	7,7	-1,9	-0,2
private Krankenhäuser	8,2	8,4	-1,8	-0,2
Personal im Pflegedienst (Vollkräfte)	310.484	306.213	+1,4	+4.271
öffentliche Krankenhäuser	162.839	159.967	+1,8	+2.872
freigemeinnützige Krankenhäuser	100.117	99.051	+1,1	+1.066
private Krankenhäuser	47.529	47.194	+0,7	+335

(Tabelle1: Quelle: Deutsche Krankenhaus Gesellschaft 2012; vgl. Statistisches Bundesamt 2012)

In diesen Krankenhäusern arbeiteten im Jahr 2011 genau 310.484 Vollzeitpflegekräfte[18] im Pflegedienst. Im Vergleich zum Jahr 2010 stieg die Zahl der Angestellten um 1,4 Prozent an. Die Personalstruktur für das Jahr 2011 (vgl. Statistisches Bundesamt 2012) besagt, dass durchschnittlich 82 Prozent des Personals eines Krankenhauses unmittelbar mit der Krankenversorgung befasst sind. Von diesen sind 38 Prozent mit der Pflege, 17 Prozent mit dem ärztlichen Dienst, 12 Prozent mit Funktionsdiensten und 16 Prozent mit medizinisch-technischen Diensten betraut (vgl. ebd.).

Zusammensetzung des Personals in Krankenhäusern 2011

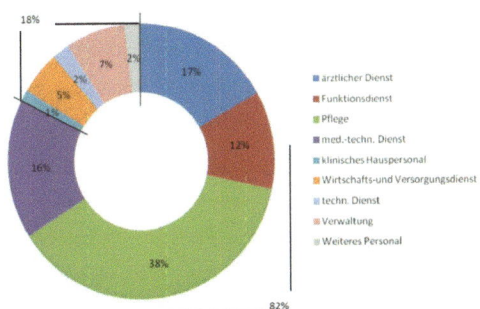

(Grafik 1: Quelle: Statistisches Bundesamt 2012)

Eben diese Krankenhäuser hatten im selben Jahr eine Kapazität von 501.593 Betten. Im direkten Vergleich mit 2010 nahm im Jahr 2011 die Anzahl der Betten

---

[18] Es wird hier von Vollzeitpflegekräften gesprochen. Halbe Stellen werden aufsummiert d.h. es arbeiten mehr Menschen als Pflegekräfte aber es werden alle vertraglich festgelegten Arbeitsstunden aufsummiert und anschließend von Vollzeitstellen gesprochen.

durchschnittlich um 0,2 Prozent ab. Dafür wurden im Jahr 2011 durchschnittlich 1,6 Prozent mehr Patienten als im Vorjahr, rund 18.321.073 Menschen behandelt. Diese Patienten blieben durchschnittlich 7,7 Tage. Damit sanken deren Aufenthaltstage durchschnittlich um 1,8 Prozent.

Vergleicht man alle drei Krankenhausarten in der Statistik, so verloren öffentliche (7 Gebäude) und freigemeinnützige Krankenhäuser (14 Gebäude) an Gebäuden, wohingegen die privaten Krankenhäuser (2 Gebäude) am wenigsten Gebäude abgeben mussten. Ebenfalls verloren die öffentlichen und freigemeinnützigen Krankenhäuser an Bettenkapazität. Im Gegensatz dazu nahm die Anzahl der Betten in privaten Krankenhäusern zu. Auf der anderen Seite nahm in den öffentlichen und freigemeinnützigen Krankenhäusern die Patientenanzahl zu. Auch die privaten Krankenhäuser verzeichneten eine Zunahme der Patientenzahl. Sie ist doppelt so hoch wie bei den freigemeinnützigen Krankenhäusern. Die erhöhte Patientenanzahl hatte allerdings bei den freigemeinnützigen Krankenhäusern eine niedrigere Fluktuation als bei den privaten und öffentlichen Krankenhäusern. Trotz dieser hohen Anforderungen in privaten Krankenhäusern nahm die Anzahl des Pflegepersonals als Vollzeitkraft dort am geringsten zu. Die öffentlichen Krankenhäuser steigerten deutlich ihre Personalanzahl und auch die freigemeinnützigen Krankenhäusern erhöhten ihre Personaldichte, allerdings nicht so stark wie die öffentlichen Häuser (vgl. Deutsche Krankenhaus Gesellschaft 2012; vgl. Statistisches Bundesamt 2012).

Aus wirtschaftlicher Sicht sind die Gewinner dieser Gegenüberstellung die privaten Krankenhäuser. Sie konnten die Zahl der Betten um 1.003 erhöhen. Die Anzahl der geschlossenen Gebäude war mit 2 am geringsten. Auch bei der Kenngröße Patientenanzahl konnten sie eine Erhöhung um 76.311 verzeichnen. Diese Steigerung fiel geringer aus als bei der Konkurrenz. Hier wäre es interessant, den Gewinn der Krankenhäuser zu vergleichen, um herauszufinden, ob bei weniger Patienten auch weniger Gewinn als bei den Kontrahenten erwirtschaftet wurde. Bei der Höhe der Bettfluktuation konnte diese Gruppe ebenfalls eine Verringerung um 0,2 Tage verzeichnen. Trotz dieses erhöhten

Arbeitsaufwandes verpflichteten sie 335 Vollzeitkräfte und damit weniger Personal als ihre Konkurrenten.

Die öffentlichen Krankenhäuser liegen im Mittelfeld dieser Statistik. Sie schlossen im Vergleich zu 2010 im Jahr 2011 7 Krankenhäuser und verringerten die Bettenkapazität um 300. Im selben Zeitraum stieg die Anzahl der Patienten um 129.192 Personen. Die Bettfluktuation war bei dieser Gruppe Krankenhäuser im Vergleich zur Konkurrenz mit 0,1 gering verkürzt worden. Im Vergleich von 2010 zu 2011 stellten diese Krankenhäuser mit 2.872 Vollzeitkräften im Pflegedienst am meisten Personal ein.

Verlierer dieser Gegenüberstellung sind die freigemeinnützige Krankenhäusern. Sie haben im Vergleich von 2010 zum Jahr 2011 mit 14 die meisten Krankenhäuser schießen müssen. Gleichzeitig haben sie 1.859 Betten eingebüßt. Im selben Zeitraum nahm die Patientenanzahl mit nur 82.706 im Gegensatz zu den öffentlichen Krankenhäusern weniger zu und trotzdem stellten sie mehr Personal als die privaten Krankenhäuser ein. Die Bettfluktuation konnten sie allerdings um 0,2 Tage verringern.

Ergebnis:

Das Resultat dieser Gegenüberstellung ist, dass die privaten Krankenhäuser mehr finanzielle Mittel[19] zur Verfügung haben müssten als freigemeinnützige oder öffentliche Krankenhäuser. Die öffentlichen Krankenhäuser befinden sich im Mittelfeld[20] dieses Vergleiches. Über die Qualität der unterschiedlichen Arten von Krankenhäusern kann mithilfe dieser Statistik keine Aussage getroffen werden.

---

[19] Dies müsste so sein, da sie die Bettenanzahl erhöhen konnten. Außerdem verloren sie weniger Gebäude als die Konkurrenz. Die Patientenanzahl war ebenfalls geringer, dennoch verringerte sich die Verweildauer im Krankenhaus. Trotz dieser erhöhten Belastung stellten sie weniger Personal als die anderen beiden Krankenhausgruppen ein. Sie können das erwirtschaftete Geld wieder anlegen und so noch mehr Gewinn erwirtschaften.

[20] Diese Krankenhäuser lagen im Vergleich zu 2010 im Jahr 2011 beim Verlust von Gebäuden im Mittelfeld. Des weiteren verloren sie am wenigsten Betten im vergleich zur Konkurrenz. Im selben Zeitraum erhöhten sich die Patientenanzahl und die Beschäftigung der Vollzeitkäfte im Vergleich zur Konkurrenz am stärksten. Trotzdem verringerte sich die Verweildauer im Krankenhaus im Vergleich mit den anderen Krankenhäusergruppen am niedrigsten.

Generell ist zu vermerken, dass es mehr Patienten, eine höhere Fluktuation und geringere Bettkapazitäten der Krankenhäuser gibt. Die Anzahl des Personals steigt in alle Krankenhäuser in Deutschland nicht so stark an wie die Patientenanzahl. Z.B. kommen in den öffentlichen Krankenhäusern im Jahr 2011 auf eine Pflegevollkraft rund 55,88[21] Patienten.

3.2. Die Charité

Die Charité ist ein öffentliches Krankenhaus und hat mit den oben genannten Problemen zu kämpfen. Das Krankenhaus ist mit ca. 13.000 Beschäftigten, davon ca. 3.500 Vollzeitpflegekräften, und mehr als 3.000 Betten das größte Krankenhaus Europas (vgl. Arbeit- Zukunft 2013; vgl. Ver.di). Es arbeitet nach dem System der Supramaximalversorgung[22]. Laut dem Krankenhausplan der Charité, das mit einem Budget von ca. eine Milliarde Euro ausgestattet ist, müssen alle Fälle behandelt werden (vgl. Arbeit- Zukunft 2013).

Das Krankenhaus ist verschuldet. Im Jahr 2010 wurde ein Minus von 17,8 Millionen Euro erwirtschaftet (vgl. Heine. 2011). Für das Jahr 2011 erwartete der Senat keine weiteren Schulden, da das Ergebnis von 2010 besser ausfiel als geplant (vgl. ebd.). Dieses Ziel konnte nur mit Sparmaßnahmen erreicht werden, was in der Realität heißt, dass an der Charité seit 2003 ca. 200 Pflegestellen abgebaut wurden, aber die Patientenfallzahl anstieg[23] (vgl. Ver.di). Außerdem erhöhte sich die Anzahl der schweren Fälle[24], während die Liegezeiten abnahmen (vgl. ebd.). Da die Arbeit zu- und das Personal abnahm, mussten die Mitarbeiter/innen deutlich mehr arbeiten. Die Pflegekräfte sammelten 160.000 Überstunden an, was einer Beschäftigung von etwa 80 Vollkräften entspricht (vgl. ebd.). An manchen Stationen kommen auf eine Pflegekraft pro Tagschicht mehr als 15 Patient/innen (vgl. Arbeit- Zukunft 2013). In der Nachtschicht können es

---

[21] Diese Zahl wurde gerundet und basiert auf Daten des Statistischen Bundesamtes vlg. Tabelle 1.

[22] **Supramaximalversorgung** bedeutet, dass kein/e Patient/in abweisen werden darf. Es müssen alle Patient/innen behandelt werden.

[23] Dieses Phänomen ist im Gesundheitssystem weit verbreitet.

[24] Der Grad der Verletzungen wird mithilfe des Case Mix Index bestimmt.

bis zu 30 Patient/innen pro Pfleger sein (vgl. ebd.). Des Weiteren wurden nach Aussagen von Ver.di 90 Kolleg/innen durch Leiharbeitskräfte ersetzt (vgl. ebd.). Da die Mitarbeiter viele Überstunden machen müssen, gab es jeden Monat mehr als 30 Überlastanzeigen beim Personalrat der Charité. *„Nach Berechnungen von ver.di müssten mind. 300 Pflegekräfte eingestellt werden, um den realen Personalbedarf zu decken"* (ebd.).

3.3. Anwendung des Jenaer Machtressourcenansatz 2.0

In Deutschland fehlen Arbeitnehmer/innen jedes Jahr weniger aufgrund von Streiks als in Frankreich (162 Arbeitstage), Belgien (64 Arbeitstage) und Großbritannien (24 Arbeitstage) gestreikt (vgl. Zeise 2013). Im Zeitraum von 2004 bis 2010 waren es durchschnittlich 15 Arbeitstage[25] (vgl. ebd.). Der Streik an der Charité dauerte 5 Tage und kostete die Charite täglich mindestens 500.000 Euro (vgl. Alternative 2012; vgl. Charité Universitätsmedizin Berlin 2011). Diese Tarifauseinandersetzung betraf ca. 10.000 nicht-ärztliche Beschäftigte der Charité, von diesen waren etwa 3.000 Mitarbeiter/innen mit Teilzeitverträgen ausgestattet (vgl. Charité Universitätsmedizin Berlin 2011). Es wurde an allen drei Orten der Charité, in Wedding, Steglitz und Berlin Mitte, gestreikt. Der Streik war sehr umfassend, da zu seinen Hochzeiten rund 50 Prozent der Betten, einige Stationen sowie 90 Prozent der OPs stillgelegt wurden (Arbeit- Zukunft 2013). Dieser Streik soll mithilfe des Jenaer Machtressourcenansatzes 2.0 analysiert werden.

Strukturelle Macht

Die strukturelle Macht wirkt im Streik an der Charité mit Streik und Debatten. Diese Debatten finden auf der betrieblichen-, der überbetrieblichen- und der politischen Ebene statt. Es wird gestreikt und damit die Umwälzung der Kapitalakkumulation beeinflusst.

---

[25] Diese Zahl beruht auf einer Schätzungen des Wirtschafts- und Sozialwissenschaftlichen Instituts.

Da in der Pflege nichts produziert wird, fällt diese Art der Arbeit am ehesten unter die Reproduktionsmacht. Die *„Reproduktionsmacht ist nicht immer einfach einzusetzen, da (...) hohen Verantwortung und persönlichen Identifikation mit der Arbeit viele der Beschäftigten"* vom Streiken abhalten (AK Strategic Unionism 2013 zit.: 349.). Viele Pfleger/innen nehmen ihren Beruf als Berufung wahr. Trotzdem streiken Sie da *„sie (...)[erkannten], dass sie gute Pflege nur leisten können, wenn sie selbst ihre Position im Krankenhaus verbessern"* (Wolf 2013: 61).

Die Mitarbeiter/innen, Pfleger/innen und Intensivpfleger/innen haben eine große Reproduktionsmacht[26], weil sie Patienten betreuen und Ärzten/innen assistieren. Das Pflegepersonal konnte während des Streikes viele ärztliche Tätigkeiten[27] zurückdelegieren (vgl. Ver.di 2014). Aber die Ärzte alleine waren nicht in der Lage alle Patienten zu versorgen. Es gibt keine andere Berufsgruppe, welche diesen Job übernehmen kann. Damit beeinflussten sie das Handlungsgeschehen an der Charité. Durch den Streik bewiesen die Pfleger/innen, dass sie auch eine große Reproduktionsmacht innehaben. Die strukturelle Macht bzw. die Reproduktionsmacht wirkt durch Streiken. Ein normaler Streik legt eine Produktion lahm oder behindert sie. In einem Krankenhaus mit zu behandelnden Patient/innen kann diese Form nicht angewandt werden, weil Patienten durch einen Streik nicht gefährdet werden dürfen. Aus diesem Grund wurde eine technische Innovation des Streikes, der Betten- und Stationsschließungsstreik, im Jahr 2011 in Berlin erstmals praktiziert. Diese Art des Streikes funktioniert, da eine genau festgelegte Zahl von Betten zu einem bestimmten Zeitpunkt bestreikt und somit geschlossen wird (vgl.ebd.). Keine Patienten werden gefährdet, da das Krankenhaus verpflichtet ist, für die Unterbringung der Patient/innen im Rahmen ihrer Fürsorgepflicht aufzukommen, was durch die Vorwarnzeit der Streikenden

---

[26] Es herrscht ein Pflegekräftemangel in Deutschland (vgl. Bundesministerium für Gesundheit). Daher sind die oben genannten Berufe bei einem Streik nicht einfach zu ersetzen.

[27] Darunter fallen z.B. Ernährungs- und Schmerztherapien, venöse Blutentnahmen, Verbandwechsel sämtlicher Wunden, Legen und Entnehmen von venösen und arteriellen Zugängen, OP-Koordination, Lagerung von Patient/innen, Extubationen, Bluttransfusionen kontrollieren und vorbereiten (vgl. Ver.di 2014).

von 3 Kalendertagen (vgl. ebd.) möglich war. Diese Form des Streikes beinhaltet alle Stationen und eine festgelegte Bettkapazität. Die leeren Zimmer oder Betten werden verschlossen und mit Streikplakaten gekennzeichnet. Über diese bestreikten Betten und Zimmer entscheidet die Streikleitung. Der Charité wurde zur Notfallversorgung ein Kontingent an Personal auf dem Wochenend- und Bereitschaftsdienstniveau zugesichert (vgl. ebd.).

Für jeden Patienten wird eine Fallpauschale gezahlt. Durch die verringerte Patientenanzahl und die Verhinderung von neuen Einweisungen entsteht ein ökonomischer Schaden.

Des Weiteren behinderten die Demonstrationszüge der Streikenden, welche durch Berlin zogen, die Autofahrer und verursachten Staus, was wiederum Aufmerksamkeit und öffentliche Debatten zur Folge hatte (vgl. Marx ist muss 2013).

Es waren viele Parteien betroffen. Die Kollegen der Streikenden sowie die Ärzte der Charité mussten zusätzlich die Arbeit der Streikenden übernehmen. Viele Ärzte konnten ihren Tätigkeiten nicht nachgehen. Andere Krankenhäuser übernahmen die Patienten der Charité, was Belegungsengpässe und sehr viele Operationen zur Folge hatte. Die Ärzte und das Pflegepersonal dieser Krankenhäuser erledigten somit die Aufgaben der Kollegen aus der Charité . Krankentransport- und Rettungsdienstpersonal überführten alle Patienten aus der Charité in die anderen Krankenhäuser. Im Alarmfall musste das Rettungsdienstpersonal Betten für die Patienten suchen und lange Fahrtwege in Kauf nehmen. Die Patienten der Charité konnten nicht behandelt werden und kehrten zum Teil nach Hause zurück, wo sich ihre Angehörige um sie kümmern mussten. Operationen wurden vorschoben, was zusätzlichen planerischen Aufwand bedeutete, sowohl für die Krankenhäuser als auch für die Patienten und deren Angehörige. Für das Management der Charité resultierte der Streik ebenfalls in großem planerischen Aufwand. Außerdem entfielen viele Behandlungen und ca. 90 Prozent der Operationen, für die sie Geld bekommen hätten, oder wurden verschoben. Daher musste die Charité verhandeln (vgl. Wolf 2013: 59). An diesen Punkten, wo die Öffentlichkeit angesprochen wird, sind

Schnittpunkte zur gesellschaftlichen und zur organisatorischen Macht zu verzeichnen.

Die Marktmacht des Pflegepersonals ist enorm hoch. Es herrschte zum Zeitpunkt des Streikes ein Mangel an Pflegepersonal. Die Angestellten konnten in Streik treten, da es nicht genug Personal gab, das sie hätte ersetzen können (siehe Kapitel 3.1 und 3.2). Die Marktmacht der Pfleger/innen ist aufgrund des Mangels an Arbeitskräften sehr hoch und ihre Verhandlungsposition war entsprechend gut. Die Streikenden schlossen sich mit den Intensivpfleger/innen zusammen. Diese besonderen Pfleger/innen machen nur knapp zehn Prozent der Belegschaft aus, aber sie haben wichtige Aufgaben, die kein Arzt übernehmen kann. Nur sie wissen mit den hochkomplexen und hochprofitablen Maschinen der Apparatemedizin umzugehen, was sie in eine gute Verhandlungsposition bringt (vgl. Wolf 2013). Ohne diese Apparate können viele medizinische Anwendungen oder Operationen nicht ausgeführt werden. Damit haben sie eine sehr hohe Marktmacht (vgl. Wolf 2010: 623). Die Verluste, die aus dem Streik dieser einen Berufsgruppe resultierten, waren für die Charité sehr hoch (vgl. ebd.).

Damit hat dieser Streik die Reichweite der Arbeit der Streikenden im Krankenhausalltag deutlich gemacht. Ohne das nicht-ärztliche Personal stößt ein Krankenhaus wie die Charité schnell an seine Grenzen. Stephan Gummert, Ver.di Streikleitung an der Charité in Berlin, sagte dazu:

> *„Wir waren im Streikhöhepunkt bei 1500 Streikbetten, Millionen Euro schaden pro Tag. 1500 Betten ist in etwa ein Charité Standort. Das hat der Senat nie geschafft einen solchen zu schließen, wir im Streik schon. Und wir waren noch nicht mal am Ende der Fahnenstange. Wir hätten also in einer zweiten Streikwoche womöglich noch mehr eskalieren können. 1500 geschlossene Charitébetten da bist du sofort dabei, das gesamte Gesundheitssystem einer Stadt, nämlich Berlins, in Frage zu stellen."*

Organisatorische Macht

Diese Ressourcenmacht wirkt durch Betriebsgruppen, -räte und Vertrauensleute. Die Charité hat eine Betriebsgruppe von Ver.di sowie einen Betriebsrat. Auf der überbetrieblichen Ebene sind Ver.di und dbb für die Interessen der Arbeitnehmer zuständig. Sie haben den Streik organisiert und die Verhandlungen geführt. Die

Organisation des Streikes war ein Schnittpunkt zur Reproduktionsmacht. Ohne die Organisation des Betten-Schließungsstreiks wäre ein Streiken für die Pfleger/innen innerhalb der Besonderheiten der Pflegebranche[28] nicht möglich gewesen. Außerdem hätte der Streik ohne die Arbeit von Ver.di und dbb keine mediale Aufmerksamkeit erhalten. Damit wäre die gesellschaftliche Machtressource geschwächt worden. Die Gewerkschaftsarbeit war folglich existentiell für diesen Streik. Trotzdem ist anzumerken, dass die Gewerkschaften den Streik zu schnell beendeten. Es hätten andere, bessere Ergebnisse erzielt werden können, wenn länger und intensiver gestreikt worden wäre (vgl. Adler 2011). Während des Streikes traten 700 neue Mitglieder ein, was die organisatorische Mach von Ver.di stärkte (vgl. Sozialistische Arbeiterstimme 2011). Zur Infrastrukturressource sind keine Informationen zu beiden Organisationen vorhanden. Die Organisationseffizienz von Ver.di und dbb im Fall der Charité war 2011 sehr hoch. Der Streik hat innerhalb von 5 Tagen zu einem Teilerfolg geführt. Es waren sowohl hauptamtliche wie auch ehrenamtliche, aber auch unbeteiligte Personengruppen am Streik beteiligt. In der Hochphase des Streiks haben 2.000 Menschen gestreikt.

Gesellschaftliche Macht

Die gesellschaftliche Macht im Fall der Charité wirkt durch Kooperationsmacht und Diskursmacht. Die Kooperationsmacht war in diesem Streik ein wichtiger Bestandteil. Das Pflegepersonal konnte die hochqualifizierten Intensivpfleger/innen[30] für ihren Streik gewinnen. Bei der Auswahl der Kooperationspartner gibt es ebenfalls eine Schnittstelle zur Reproduktionsmacht. Außerdem befürworteten Ärzte, Kollegen, Passanten und Bevölkerung den Streik (vgl. Sozialistische Arbeiterstimme 2011). Es wirkt bei dem Zusammenschluss die Kooperationsmacht, da alle drei Parteien, die CFM Mitarbeiter, das Pflegepersonal und die Intensivpfleger/innen, zusammen streikten. Sie ergänzten und unterstützten einander bei der Erreichung ihrer Ziele. Die Diskursmacht greift

---

[28] Siehe strukturelle Macht Kapitel 3.3.
[30] Siehe strukturelle Macht Kapitel 3.3.

schon bestehende gesellschaftlichen Anliegen auf und verwendet diese um ihre Interessen durchzusetzen. Der Streik wurde durch drei Streikgründe – schlechtes Gehalt, schlechte Arbeitsbedingungen und zu wenig Mitarbeiter – legitimiert, da die Gesellschaftsnormen den realen Bedingungen entgegenstehen. Ein weiterer Grund für den öffentlichen Druck auf die Charité war, dass eine Erhöhung der Mitarbeiterzahlen gleichzeitig auch die Bedingungen für Patienten verbessern könnte (vgl. Marx ist muss 2013). Damit Betraf dieses Thema auch die Öffentlichkeit. Der Streik erregte mediale Aufmerksamkeit, welche als Werkzeug verwendet wurde. Hier ist ein Schnittpunkt zur organisatorischen Macht zu identifizieren. Diese Übergänge sind fließend. Ver.di und dbb verhandelten mit dem Management der Charité über die Erfüllung der Forderungen der Streikenden und zeigten somit ihre Kooperationsbereitschaft und ihre Problemlösungskompetenz.

Kritikpunkt

Die unterschiedlichen Machtressourcen sind in diesem Streik nicht klar abgrenzbar. Die Grenzen zwischen ihnen sind fließend, was eine Beurteilung des Streikes erschwert.

3.4. Forderungen und Folgen des Streiks

Der Beruf des Pflege- und nicht ärztlichen Personals wurde als unwichtig verkannt. Der Streik von 2011 nahm seinen Ursprung wegen der ungerechten Bezahlung innerhalb der Branche. Die Charité zahlte 14 Prozent weniger als unter dem öffentlichen Flächentarifvertrag üblich war (vgl. Marx ist muss; vgl. Gummert 2013). Die *„Tarifflucht 2004 und ein Erzwingungsstreik zur erneuten Tarifbindung 2006, der zu einem Tarifvertrag mit fünf Jahren Laufzeit führte, waren Ursache [für das geringe] (…) Entgeltniveau in der Charité"* (Gummert 2013). Das hatte zur Folge, dass die Mitarbeiter in anderen Berliner Krankenhäusern für die gleiche Arbeit mehr Geld erhielten (vgl. Marx ist muss 2013). Daher forderten Ver.di und dbb für die Streikenden 300 Euro mehr Gehalt pro Monat. Dies entsprach dem bundesweit üblichen Tarif (vgl. Marx ist muss).

Infolge der hohen **Reproduktions- und Marktmacht** bewies der Betten- und Stationsschließungsstreik innerhalb von 5 Tagen eine hohe Durchsetzungskraft. Bereits ab dem Juli 2011 erhielten die Mitarbeiter 150 Euro zusätzlich zu ihrem Gehalt (vgl. Charité Universitätsmedizin Berlin 2011). Ab dem Jahr 2012 erhielten sie 200 Euro – also einen Gehaltsanstieg um 7 Prozent (vgl. ebd.; vgl. Gummert 2013). Ein Großteil der Angestellten verdiente 2013 schon 12 Prozent mehr als vor dem Streik (vgl. Gummert 2013). Ab dem Jahr 2014 werden die meisten Einkommen der Entgeltgruppen an das Bundesniveau angepasst sein (vgl. Gummert 2012). Ebenfalls wurde der Tarifunterschied, auch Ost-Westunterschied genannt, bei der Jahressonderzahlung außer Kraft gesetzt (vgl. Gummert 2013).

Der zweite Streikgrund waren die schlechten Arbeitsbedingungen. Die Charité muss trotz der hohen Verschuldung wirtschaftliche Erfolge nachweisen. Diese Erfolge *„[ließen] sich nur begrenzt durch Prozessoptimierungen realisieren"* (Gummert 2013). Einsparungen wurden im Bereich des Personals durchgeführt. Trotz sinkenden Personals wurde eine Leistungssteigerung mithilfe von Überstunden erzielt (vgl. ebd.). Dies ist ein weiterer Grund für die Teilnahme der Mitarbeiter am Streik. Eine weitere Folge des Streikes war, dass eine Feinregulierung der herkömmlichen manteltariflichen Regelungen vorgenommen wurde (vgl. Gummert 2013.).

Die dritte Forderung der Streikenden war die Ausarbeitung von Regelungen für die Mindestbesetzung an der Charité sowie Maßnahmen zum Gesundheitsschutz für die Angestellten (vgl. Ver.di 1). Dieser Punkt wurde nicht in dem Tarifvertrag verankert. Allerdings gab der Streik im Jahr 2011 den Streikenden das Selbstbewusstsein im Jahr 2013 eine Tarifverhandlungen über Mindestbesetzung, Gesundheitsschutz und Ausbildungsqualität zu fordern (vgl. Gummert 2013.).

Ein Nachteil aus Sicht von Ver.di ist die lange Laufzeit des Tarifvertrags, welcher bis Ende 2016 festgelegt ist (vgl. ebd.; vgl. Gummert *2012*). Die Folge der Gehaltserhöhung war weiterer Personalabbau. Dieser kompensierte die Mehrkosten.

„Dies verschärft nicht nur die ohnehin angespannte Situation in der Patientenversorgung, sondern wird zur organisierten Aufkündigung von Patientensicherheit führen. Die gesetzliche Krankenhausfinanzierung stößt an die Systemgrenze, denn sie kann mangels entsprechender Finanzierung steigender Personal- und Investitionskosten die auf der Erlösseite nötigen Zuwächse nicht generieren" (Gummert 2013).

Viele Mitarbeiter denken, dass sie länger hätten Streiken sollen (vgl. Marx ist muss 2013). Dadurch hätten noch bessere Ergebnisse erzielt werden können (vgl. ebd.).

Die Streikenden wollten mit dem Streik u.a. eine ideelle Besserstellung des Pflegedienstes im Wertschätzungsbereich der Charité erreichen. Da Fort- und Weiterbildungen sowie die Akademisierung des Berufsbildes und die Übernahme vieler ärztlicher Tätigkeiten zu einer ideellen Besserstellung des Pflegedienstes führten, sollte dies auch für die Mitarbeiter zu spüren sein (vgl. Ver.di 1). Diese Forderung wurde nach dem Streik nicht weiter debattiert bzw. es sind keine Informationen darüber vorhanden. Die Ergebnisse der **gesellschaftlichen Macht** bestehen darin, dass Pfleger/innen durch die Öffentlichkeit sehr viel Aufmerksamkeit und Anerkennung für ihren Beruf erhielten. Es wurde viel über Gesetze und Änderungen des Systems auf betrieblicher-, überbetrieblicher- und politischer Ebene debattiert.

Die Folge aus Sicht der **organisatorischen Machtressource** besteht darin, dass die Streikart „Betten-Stationsschließungsstreik" funktioniert. Außerdem gewann die Betriebsgruppe Ver.di Charité Erfahrungen mit dieser Streikart. Der Streik 2013 war besser organisiert; Fehler aus 2011 wurden vermieden (vgl. Sozialistische Arbeiterstimme 2011). Außerdem war das Zusammengehörigkeitsgefühl stärker, da ein Teilerfolg ausgehandelt wurde (vgl. Marx ist muss 2013.). Des Weiteren traten während des Streikes 700 neue Mitglieder ein (vgl. Sozialistische Arbeiterstimme 2011.).

4. Fazit

Im Rahmen dieser Arbeit wurde das Gesundheitssystem und der Streik an der Berliner Charité analysiert. Im Gesundheitssystem herrscht ein großer Konkurrenzdruck. Dieser herrscht zulasten der Patienten und Mitarbeiter. Es gibt mehr Patienten, welche mit einer hohen Fluktuation wechseln, da eine geringere

Bettenkapazität zur Verfügung steht. Für diese vielen Patienten gibt es nicht genug Personal. Auf einen Pfleger der Charité kommen bis zu 15 Patienten (vgl. Marx ist muss 2013). Dies stellt eine Mehrbelastung des Personals und eine Gefährdung der Patienten dar. Das Pflegepersonal forderte aus diesem Grund eine Anhebung der Mitarbeiterzahlen im Bereich der Pflege sowie eine Verbesserung der Arbeitsbedingungen. Außerdem forderten sie eine Aufstockung des Gehalts. Der Streik dauerte 5 Tage und kostete die Charité Millionen Euro. Die Konfliktparteien einigten sich. Das Gehalt wurde Staffelweise angehoben. Ab Juli 2011 verdienten die Mitarbeiter 150 Euro mehr als vor dem Streik, ab 2012 waren es schon 200 Euro mehr. Im Jahr 2013 wurde das Gehalt um 12 Prozent, gemessen am Lohn vor dem Streik, erhöht. Die Arbeitsplatzverbesserungen wurden in einer Feinregelung des Manteltarifs verhandelt. Der Streik von 2011 schaffte das Selbstbewusstsein für den Streik in 2013 bezüglich der Mindestbesetzung. Dieser führte zu einem Tarifvertrag. Die Problematik der Pflegeberufe erhielt eine hohe mediale Aufmerksamkeit. Ein Nachteil aus Sicht von Ver.di ist die lange Laufzeit des Tarifvertrages. Eine weitere negative Folge des Streikes entsteht durch die Gehaltserhöhung. Diese kompensierte die Charité durch Stellenabbau, welche wieder eine Mehrbelastung des Personals zur Folge hatte. Daher wurde 2013 für eine Mindestbesetzung gestreikt. Der Streik im Jahr 2011 hat den in 2013 beeinflusst. Ver.di lernte aus dem Streik in 2011. Sie verbesserte die Organisation der Aufgaben und durch den Teilerfolg wurde die Gruppenzugehörigkeit der Mitglieder gestärkt. Außerdem gewann Ver.di 700 neue Mitglieder. Eine offen gebliebene Forschungsfrage ist, ob und wie sich das Gesundheitssystem aufgrund dieser neuen Art zu streiken verändert.

Wenn die Hypothese angenommen wird, dass der Streik einen Teilerfolg zur Folge hatte, konnte die Forschungsfrage, welche kurzfristigen und langfristigen Ergebnisse der Streik an der Berliner Charité im Jahr 2011 aus Sicht von Ver.di und der Mitarbeiter der Charité hatte, beantwortet werden.

Quellenangaben

Adler (2011)
 Online verfügbar unter:
 > https://www.wsws.org/de/articles/2011/05/char-m07.html <
 [zugegriffen am: 16.09.2014, 10.15 Uhr].

AK Strategic Unionism (2013): Jenaer Machtressourcenansatz 2.0.
 In: Schmalz, Stefan/ Dörre, Klaus (Hrsg.): Comeback der
 Gewerkschaften? Machtressourcen, innovative Praktiken, internationale
 Perspektiven.
 Frankfurt Main: Campus
 Seite 345-375

Arbeit- Zukunft (2013): Korrespondenz: Berlin, Charité
 Online verfügbar unter:
 >http://www.arbeit-zukunft.de/index.php?itemid=2092<
 [zugegriffen am: 10.08.2014, 16.42 Uhr].

**Brinkman, Choi, Detje, Dörre, Holst, Karakayali, Schmalstieg,
 Catharina. (2008)**:
 Strategic Unionism: Aus der Krise zur Erneuerung? Umrisse eines
 Forschungsprogramms.
 Wiesbaden.

Bundesministerium für Gesundheit: Pflegefachkräftemangel
 Online verfügbar unter:
 >http://www.bmg.bund.de/pflege/pflegekraefte/pflegefachkraeftemangel.ht
 m<
 [zugegriffen am: 15.09.2014, 11.40 Uhr].

Charité Streikflyer: Warn-/Streik 2014 Tarifkommission.
 Was nicht tun im Pflegedienst?
 Online verfügbar unter:
 >http://www.mehr-
 krankenhauspersonal.de/index.php?get=download&cfilename=BRwTBQo
 FUFcdakQRXFoCAg0KARk5WAECBhdAB18%3D<
 [zugegriffen am: 29.06.2014, 20.30 Uhr].

Charité Universitätsmedizin Berlin (2011): Pressemitteilungen
 Online verfügbar unter:
 >http://www.charite.de/charite/presse/pressemitteilungen/jahr/2011/monat/
 5/<
 [zugegriffen am: 10.08.2014, 14.11 Uhr].

Deutsche Krankenhaus Gesellschaft (2012).: Eckdaten der
Krankenhausstatistik 2010/2011
Online verfügbar unter:
> http://www.dkgev.de/media/file/12149.RS266-12_KH-Statistik-
2011_vorlaeufig_A1.pdf. <
[zugegriffen am: 12.08.2014, 16.32 Uhr].

Focus: Arbeitsmarkt Krankenpfleger
Online verfügbar unter:
>htttp://www.focus.de/finanzen/karriere/perspektiven/branchen/25jobs/kra
nkenpfleger_aid_7389.html <
[zugegriffen am: 14.08.2014, 7:54 Uhr].

Gummert. (2012*)*:** Bei der Berliner Charité stehen die
Zeichen wieder auf Sturm
Online verfügbar unter:
>http://www.sozialismus.info/2012/06/bei-der-berliner-charit-stehen-die-
zeichen-wieder-auf-sturm/<
[zugegriffen am: 10.08.2014, 14.23 Uhr].

Gummert. (2013): Die Zeit ist reif! Sachstand Tarifbewegung
Charité 2013
Online verfügbar unter:
>http://www.die-linke.de/nc/dielinke/nachrichten/detail/artikel/die-zeit-ist-
reif-sachstand-tarifbewegung-charite-2013/<
[zugegriffen am: 10.08.2014, 13.58 Uhr].

Heine. (2011): Streik an der Charité. Pflegekräfte haben
ihre Arbeit niedergelegt
In: Der Tagesspiegel
Online verfügbar unter:
>http://www.tagesspiegel.de/berlin/streik-an-der-charite-pflegekraefte-
haben-die-arbeit-niedergelegt/4120338.html<
[zugegriffen am: 10.08.2014, 14.05 Uhr].

Hofmann. Reiter. (2013): Sozialpolitik und gewerkschaftliche
Machtressourcen. Ungenützte Potentiale als Chance für die
Interessenvermittlung
In: Pellar, B.: Wissenschaft für Gewerkschaft. Analyse und Perspektiven.
Wien.
Seite 105 – 130

Marx ist muss (2013): Streik im Krankenhaus!
Online verfügbar unter:
> https://www.youtube.com/watch?v=0xncG4zyiFQ<

[zugegriffen am: 28.06.2014, 14.00 Uhr].

Sozialistische Alternative (2012): Bei der Berliner Charité stehen die
Zeichen wieder auf Sturm
Online verfügbar unter:
>http://sav-berlin.blogspot.de/2012/07/bei-der-berliner-charite-stehen-
die.html<
[zugegriffen am: 28.06.2014, 14.00 Uhr].

Sozialistische Arbeiterstimme (2011): Streik an der Charité in Berlin –
zwei Belegschaften ein Kampf!?
Online verfügbar unter:
>http://sozialistische-arbeiterstimme.org/spip.php?article685<
[zugegriffen am: 10.08.2014, 13.48 Uhr].

Statistisches Bundesamt (2012): Grunddaten der Krankenhäuser 2011
Online verfügbar unter:
>https://www.google.de/search?q=Statistisches+Bundesamt+im+Jahr+201
1%2C+Fachserie+12%2C+Reihe+6.1.&ie=utf-8&oe=utf-
8&aq=t&rls=org.mozilla:de:official&client=firefox-
a&channel=sb&gfe_rd=cr&ei=Q07qU6PjG6ih8weg2oD4CQ<
[zugegriffen am: 12.08.2014, 19.29 Uhr].

Ver.di: Hintergrund - Der Druck muss raus.
Online verfügbar unter:
http://www.mehr-krankenhauspersonal.de/21
[zugegriffen am: 29.06.2014, 20.00 Uhr].

Ver.di (2014): Streikfleyer 2014
Online verfügbar unter:
http://www.mehr-krankenhauspersonal.de/
[zugegriffen am: 10.08.2014, 18.32 Uhr].

Vereinte Dienstleistungsgewerkschaft (2013): Daten zum
Personalcheck in Krankenhäusern.
Online verfügbar unter:
>http://www.der-druck-muss-
raus.de/sites/default/files/verdi_120220_daten-zum-
personalcheck_final.pdf.<
[zugegriffen am: 09.08.2014, 17.31 Uhr].

Welt (2012): Patienten sehen Roboter mit gemischten Gefühlen
Online verfügbar unter:
>http://www.welt.de/gesundheit/article112271761/Patienten-sehen-
Roboter-mit-gemischten-Gefuehlen.html<

[zugegriffen am: 15.09.2014, 22.24 Uhr].

Wirtschaftslexikon: Kapitalverwertung
Online verfügbar unter:
>http://www.wirtschaftslexikon.co/d/kapitalverwertung/
kapitalverwertung.htm<
[zugegriffen am: 03.08.2014, 20.04 Uhr].

Wolf. (2013): Patienten wegstreiken. Arbeitskämpfe an der Charité.
Online verfügbar unter:
>http://www.zeitschrift-luxemburg.de/patienten-wegstreiken-
arbeitskaempfe-an-der-charit-2/<
[zugegriffen am: 09.08.2014, 16.54 Uhr].

Zeise. (2013): Erneuerung durch Streik
Online verfügbar unter:
>http://transform-network.net/de/zeitschrift/ausgabe-
122013/news/detail/Journal/renewal-through-strike.html<
[zugegriffen am: 09.08.2014, 18.04 Uhr].

Anhang

Transkription des Filmes Marx ist muss 2013

#00:11:39-5# Eine Pflegekraft betreut maximal 5 Patienten. Was ist, Ist stand. Wenn wir gut besetzen auf meiner Station sind es 10 in der Realität meist eher 12 wenn nicht sogar 15. #00:11:44-2#

#00:19:56-0# Wir waren im Streikhöhepunkt bei 1500 Streikbetten, Millionen Euro schaden pro Tag. 1500 Betten ist in etwa ein Charité Standort. Das hat der Senat nie geschafft ein solchen zu schließen, wir im Streik schon. Und wir waren noch nicht mal am Ende der Fahnenstange. Wir hätten also in einer zweiten Streikwoche wohlmöglich noch mehr eskalieren können. 1500 geschlossene Charitébetten da bist du sofort dabei das gesamte Gesundheitssystem einer Stadt nämlich Berlins, war dann in Frage gestellt. #00:20:24-5#

#00:21:16-1# Es hatte neben bei auch die Stadt jeweils an jedem Streiktag lahm gelegt, weil die Autofahrer wissen dass, das sind sehr sehr empfindliche Gebiete. Und wenn da drei Demos parallel ne Stunde durch maschieren da hast du den Verkehr bis 20 Uhr lahm gelegt. #00:21:26-4#

#00:23:44-5# Die auch von Stefan schon beschriebe Situation der Pflegekräfte hat direkte Auswirkungen auf die Heilungschancen der Patient/innen und auch auf die Arbeitsbedingungen der Ärzte. #00:23:53-7#

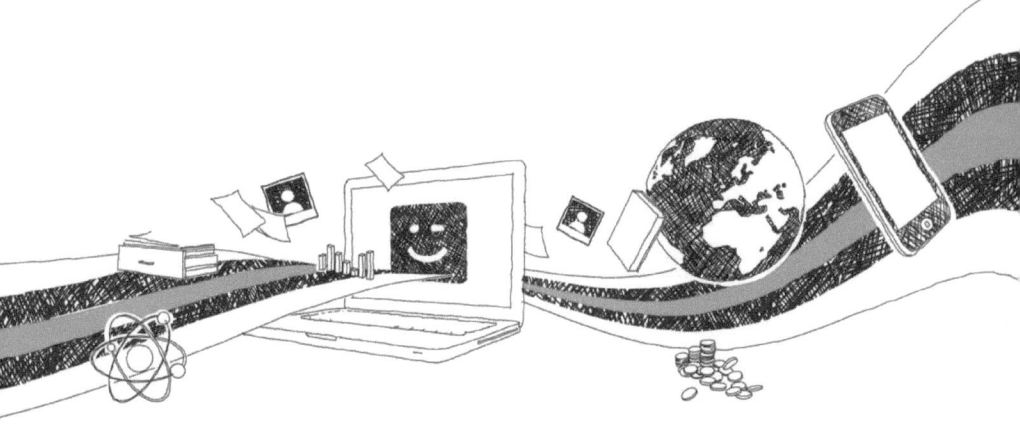
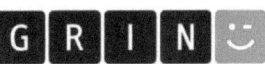